100 Recetas de Comidas y Jugos Para Impulsar El Sistema Inmune:

Fortalezca Su Sistema Inmune Usando Comidas Naturales

Por

Joe Correa CSN

DERECHOS DE AUTOR

Esta publicación está diseñada para proveer información precisa y autoritaria respecto al tema en cuestión. Es vendido con el entendimiento de que ni el autor ni el editor están envueltos en brindar consejo médico. Si éste fuese necesario, consultar con un doctor. Este libro es considerado una guía y no debería ser utilizado en ninguna forma perjudicial para su salud. Consulte con un médico antes de iniciar este plan nutricional para asegurarse que sea correcto para usted.

RECONOCIMIENTOS

Este libro está dedicado a mis amigos y familiares que han tenido una leve o grave enfermedad, para que puedan encontrar una solución y hacer los cambios necesarios en su vida.

100 Recetas de Comidas y Jugos Para Impulsar El Sistema Inmune:

Fortalezca Su Sistema Inmune Usando Comidas Naturales

Por

Joe Correa CSN

CONTENIDOS

Derechos de Autor

Reconocimientos

Acerca Del Autor

Introducción

100 Recetas de Comidas y Jugos Para Impulsar El Sistema Inmune: Fortalezca Su Sistema Inmune Usando Comidas Naturales

Otros Títulos de Este Autor

ACERCA DEL AUTOR

Luego de años de investigación, honestamente creo en los efectos positivos que una nutrición apropiada puede tener en el cuerpo y la mente. Mi conocimiento y experiencia me han ayudado a vivir más saludablemente a lo largo de los años y los cuales he compartido con familia y amigos. Cuanto más sepa acerca de comer y beber saludable, más pronto querrá cambiar su vida y sus hábitos alimenticios.

La nutrición es una parte clave en el proceso de estar saludable y vivir más, así que empiece ahora. El primer paso es el más importante y el más significativo.

INTRODUCCIÓN

100 Recetas de Comidas y Jugos Para Impulsar El Sistema Inmune: Fortalezca Su Sistema Inmune Usando Comidas Naturales

Por Joe Correa CSN

Tener un sistema inmunológico fuerte es fundamental. Muchas enfermedades son causadas por tener un sistema inmune débil pero esto se puede solucionar fácilmente mediante una mejor alimentación. Use un balance de comidas saludables para activar su sistema inmune y obtener lo mejor del mismo. El hecho es que nuestras comidas diarias típicas, basadas en ingredientes altamente procesados, nos mantendrán saciados, pero no alimentados. La mayoría de las personas están apurados y no tienen tiempo de planificar lo que comen. La verdad es, todos queremos hacer algo con nuestra salud, pero usualmente fallamos al mantenernos en regímenes de dieta y ejercicios.

No necesita medicamentos mágicos o un régimen estricto de dieta. La respuesta yace en alimentos simples y anticuados que nuestros abuelos comían. Las comidas basadas en alimentos orgánicos y frescos, vegetales, carnes, frutos secos y semillas, impulsarán su sistema inmune completo en un par de horas. Estas comidas están diseñadas para ayudar a que su cuerpo combata todas las complicaciones posibles y enfermedades que pueda desarrollar.

Las recetas de comidas y jugos en este libro son sabrosas y específicas para mejorar su sistema inmune. Comience una nueva vida llena de salud y energía.

100 RECETAS DE COMIDAS Y JUGOS PARA IMPULSAR EL SISTEMA INMUNE: FORTALEZCA SU SISTEMA INMUNE USANDO COMIDAS NATURALES

COMIDAS

1.   Sopa de Garbanzos y Pimientos

Ingredientes:

14 onzas garbanzos, remojados

2 pimientos rojos grandes, picados

2 cebollas pequeñas, sin piel y en trozos pequeños

2 tomates grandes, sin piel y en trozos pequeños

3 cucharadas de pasta de tomate

Un puñado de perejil fresco, picado

2 tazas de caldo vegetal

3 cucharadas de aceite de oliva extra virgen

1 cucharadita de sal

Preparación:

Remojar los garbanzos por la noche. Lavar y colar. Poner en una olla de agua hirviendo y cocinar por 30 minutos. Remover del fuego y colar. Dejar a un lado.

Lavar los pimientos y cortarlos por la mitad. Remover las semillas y trozarlos. Dejar a un lado.

Precalentar el aceite en una sartén grande a fuego medio/alto. Añadir las cebollas y pimientos. Cocinar por 5 minutos. Agregar los tomates, pasta de tomate y perejil. Revolver y cocinar por 2 minutos. Añadir los garbanzos y caldo. Rociar con sal y revolver nuevamente. Hervir y reducir el fuego al mínimo. Cocinar por 30 minutos y remover del fuego.

Servir caliente.

Información nutricional por porción: Kcal: 424, Proteínas: 19.1g, Carbohidratos: 59.4g, Grasas: 14.1g

2.   Filetes de Trucha con Salsa de Tomate y Espinaca

Ingredientes:

1 libra filetes de trucha

7 onzas de espinaca fresca, en trozos

2 tomates grandes, sin piel y en trozos pequeños

4 tazas de caldo de pescado

1 cucharadita tomillo seco, molido

½ cucharadita romero fresco, picado

¼ cup aceite de oliva

¼ taza de jugo de lima recién exprimido

1 cucharadita sal marina

3 dientes de ajo, aplastados

Preparación:

Lavar los filetes y rociar con sal marina.

En un tazón grande, combinar aceite de oliva con tomillo, romero y jugo de lima. Revolver y sumergir los filetes en esta mezcla. Refrigerar por 30 minutos.

Remover de la nevera y colar los filetes. Reservar la marinada.

Usar un poco de la marinada para engrasar el interior de una olla a presión. Añadir los filetes y caldo de pescado, y sellar. Cocinar por 8 minutos.

Remover el pescado y dejar a un lado.

Añadir la marinada restante a la olla. Añadir los tomates y cocinar hasta que ablanden. Revolver y remover del fuego.

Engrasar el fondo de la olla con más aceite de oliva y añadir el ajo y espinaca. Cocinar por 5 minutos. Remover de la olla y transferir a un plato. Agregar el pescado y rociar con salsa de tomate. Servir caliente.

Información nutricional por porción: Kcal: 479, Proteínas: 43.5g, Carbohidratos: 10g, Grasas: 30.2g

3.   Kebab Mixto Turco

Ingredientes:

7 onzas de carne molida magra

7 onzas de ternera molida, cortes blandos

2 cebollas grandes, sin piel y en trozos pequeños

2 dientes de ajo, aplastados

3 cucharadas de harina común

2 cucharadas de aceite vegetal

1 cucharada de pasta de tomate

1 cucharada de perejil fresco, picado

½ cucharadita de sal

¼ cucharadita de pimienta negra molida fresca

2 cucharadas de manteca

Preparación:

En un tazón grande, combinar la carne molida, cebollas, ajo, harina, pasta de tomate, perejil, sal, pimienta y 1 cucharada de aceite. Mezclar bien y formar los kebabs con sus manos. Dejar a un lado.

Engrasar el fondo de una olla grande con el aceite restante. Poner los kebabs en el fondo. Añadir 1 taza de agua o caldo de carne. Tapar y cocinar por 2 horas al mínimo.

Remover los kebabs de la olla y dejar a un lado.

Derretir la manteca en una olla grande a fuego medio/alto. Añadir los kebabs y cocinar por 4-5 minutos. Servir con cebollas frescas y pan pide.

Información nutricional por porción: Kcal: 346, Proteínas: 28.9g, Carbohidratos: 12.9g, Grasas: 19.6g

4.   Batido de Kiwi y Limón

Ingredientes:

3 kiwis grandes, sin piel

1 jugo de limón grande

1 taza de Yogurt griego

2 cucharadas de menta fresca

¼ cucharadita de jengibre, molido

1 cucharada de semillas de girasol

1 cucharada de miel, cruda

1 cucharada de almendras, en trozos

Preparación:

Pelar los kiwis. Cortarlos por la mitad y transferir a una procesadora. Añadir yogurt, menta y jengibre. Pulsar hasta que esté cremoso. Transferir a vasos y agregar la miel y jugo de limón.

Cubrir con semillas de girasol y almendras trozadas.

Decorar con hojas de menta fresca y refrigerar por 20 minutos antes de servir.

Información nutricional por porción: Kcal: 214, Proteínas: 12.9g, Carbohidratos: 33.7g, Grasas: 5g

5.   Budín Dulce de Calabaza

Ingredientes:

1 libra de calabaza, sin piel y en trozos pequeños

2 cucharadas de miel

½ taza de maicena

4 tazas jugo de calabaza, sin endulzar

1 cucharadita canela, molida

3 dientes de ajo, picados

Preparación:

Pelar y preparar la calabaza. Remover las semillas y trozar. Dejar a un lado.

En un tazón pequeño, combinar el jugo de calabaza, miel, jugo de naranja, canela y maicena.

Poner los trozos de calabaza en una olla grande y verter la mezcla de jugo. Revolver bien y añadir los dientes de ajo. Calentar hasta que llegue casi al punto de hervor. Reducir el fuego al mínimo y cocinar por 15 minutos, hasta que espese.

Remover del fuego y transferir a tazones inmediatamente. Dejar enfriar completamente y refrigerar por 15 minutos antes de servir.

Información nutricional por porción: Kcal: 288, Proteínas: 1.3g, Carbohidratos: 74.2g, Grasas: 0.3g

6. Avena con Mango

Ingredientes:

1 taza de copos de avena

1 taza de mango, en trozos

1 taza de leche descremada

1 cucharada de almendras, en trozos

1 cucharada de miel

¼ cucharadita de canela, molida

1 cucharada de semillas de girasol

Preparación:

Lavar y pelar el mango. Cortar en trozos pequeños y dejar a un lado.

En una olla profunda, combinar la avena, leche y canela. Calentar a fuego medio/alto. Añadir la miel y remover del fuego. Dejar enfriar completamente.

Combinar la avena con el mango. Revolver y cubrir con almendras y semillas de girasol.

Información nutricional por porción: Kcal: 359, Proteínas: 11.8g, Carbohidratos: 68.5g, Grasas: 5.6g

7.   Pollo con Salsa de Ajo y Limón

Ingredientes:

1 libra de filetes de pollo

5 dientes de ajo, molidos

2 cucharadas de jugo de limón recién exprimido

1 cucharadita de orégano seco, molido

1 cucharada de tomillo fresco, picado

½ taza de vino blanco

3 cucharadas de aceite de oliva

½ cucharadita de pimienta cayena, molida

1 cucharadita de sal marina

¼ cucharadita de pimienta negra molida

Preparación:

Precalentar el horno a 375°.

Lavar los filetes bajo agua fría. Secar con papel de cocina y dejar a un lado.

Precalentar el aceite en una sartén pequeña a fuego medio/alto. Añadir el ajo y freír por 2 minutos. Remover del fuego y agregar el vino, sal, pimienta, cayena y tomillo. Revolver y verter esta mezcla a una fuente de hornear grande.

Esparcir los filetes de pollo sobre la salsa. Rociar con sal y pimienta, y jugo de limón. Poner algunas rodajas de limón sobre cada filete.

Hornear por 40-45 minutos.

Al servir, verter los jugos de la fuente sobre los filetes. Servir con ensalada fresca.

Información nutricional por porción: Kcal: 455, Proteínas: 44.4g, Carbohidratos: 4.1g, Grasas: 25.5g

8.   Ensalada de Remolacha y Espinaca

Ingredientes:

2 remolachas medianas, recortadas y en rodajas

1 taza de espinaca fresca, en trozos

2 cebollas de verdeo, picadas

1 manzana verde pequeña, sin centro y en trozos

3 cucharadas de aceite de oliva

2 cucharadas de jugo de lima fresco

1 cucharada de miel, cruda

1 cucharadita de vinagre de sidra de manzana

1 cucharadita de sal

Preparación:

Lavar las remolachas y recortar las partes verdes. Dejar a un lado.

Lavar la espinaca y colar. Cortar en trozos pequeños y dejar a un lado.

Lavar la manzana y cortarla por la mitad. Remover el centro y trozar. Dejar a un lado.

Lavar las cebollas y cortar en trozos pequeños. Dejar a un lado.

En un tazón pequeño, combinar el aceite de oliva, jugo de lima, miel, vinagre y sal. Revolver hasta que esté bien incorporado y dejar reposar.

Poner las remolachas en una olla profunda. Verter agua hasta cubrir y cocinar por 40 minutos más. Remover la piel y cortar. Dejar a un lado.

En un tazón de ensalada grande, combinar las remolachas, espinaca, cebollas de verdeo y manzana. Revolver bien y rociar con el aderezo. Servir inmediatamente.

Información nutricional por porción: Kcal: 324, Proteínas: 2.7g, Carbohidratos: 36.1g, Grasas: 21.5g

9.   Sopa de Zanahoria y Lentejas

Ingredientes:

1 taza de lentejas rojas, remojadas

4 zanahorias grandes, sin piel y en trozos

1 cebolla mediana, sin piel y en trozos pequeños

3 cucharadas de leche

1 cucharada de harina común

½ cucharadita de pimienta negra molida fresca

½ cucharadita de comino, molido

½ cucharadita de sal

2 cucharadas de aceite de oliva

Preparación:

Lavar y pelar las zanahorias. Ponerlas en una procesadora y añadir leche. Pulsar hasta que esté cremoso y dejar a un lado.

Remojar las lentejas por la noche. Lavar y colar. Poner en una olla profunda de agua hirviendo y cocinar por 15 minutos. Remover del fuego y colar. Dejar a un lado.

Precalentar el aceite en una cacerola grande a fuego medio/alto. Añadir las cebollas y harina. Cocinar por 5 minutos.

Agregar el puré de zanahoria y lentejas. Rociar con sal y pimienta a gusto y revolver. Cocinar 1 minuto y añadir 4 tazas de agua. Hervir, reducir el fuego al mínimo y cocinar por 1 hora. Remover del fuego y servir caliente.

Rociar con perejil fresco antes de servir.

Información nutricional por porción: Kcal: 284, Proteínas: 13.9g, Carbohidratos: 40.8g, Grasas: 7.9g

10. Champiñones Portobello Cremosos con Albahaca

Ingredientes:

3 champiñones portobello grandes

4 tazas de albahaca fresca, en trozos

½ cucharadita de romero seco, molido

½ taza de Yogurt griego

1 cucharada de vinagre balsámico

4 cucharadas de aceite de oliva

¼ cucharadita pimienta negra molida

½ cucharadita de sal marina

Preparación:

Precalentar el horno a 450°.

En un tazón mediano, combinar el aceite, vinagre, romero y sal. Revolver hasta que esté bien incorporado y dejar a un lado.

Lavar los champiñones y remover las ramas. Trozar y poner en una cacerola grande. Verter la salsa previamente preparada y revolver. Remojar por 20 minutos y transferir a una fuente de hornear grande. Reservar la salsa.

Combinar la albahaca y yogurt. Rociar con sal y servir con los champiñones.

Rociar con la salsa reservada y servir inmediatamente.

Información nutricional por porción: Kcal: 322, Proteínas: 11.1g, Carbohidratos: 8.2g, Grasas: 29.4g

11. Omelette de Zanahoria y Cebolla

Ingredientes:

3 huevos grandes, batidos

3 cebollas de verdeo, picadas

3 zanahorias bebé, en rodajas finas

¼ cucharadita de sal

¼ cucharadita de pimienta cayena

2 cucharadas de aceite de oliva extra virgen

Preparación:

Calentar el aceite de oliva en una sartén a fuego medio/alto. Añadir las cebollas y zanahorias. Cocinar por 3-4 minutos, revolviendo ocasionalmente.

Mientras tanto, batir los huevos en un tazón mediano. Rociar con sal y pimienta a gusto.

Verter la mezcla de huevo sobre los vegetales y cocinar por 3-4 minutos. Rotar el Omelette y cocinar 1 minuto más. Remover del fuego y servir inmediatamente.

Información nutricional por porción: Kcal: 240, Proteínas: 10g, Carbohidratos: 3.6g, Grasas: 21.6g

12.   Pechugas de Pollo al Ajo

Ingredientes:

2 libras pechugas de pollo, sin piel ni hueso

1 ½ tazas caldo de pollo

4 dientes de ajo, aplastados

2 cucharadas de aceite de oliva

1 cebolla mediana, sin piel y en trozos pequeños

½ cucharadas de polvo de ajo

1 cucharadita de sal

¼ cucharadita de pimienta negra molida

Preparación:

Lavar las pechugas de pollo bajo agua fría y secar con papel de cocina. Dejar a un lado.

Precalentar el aceite en una sartén grande a fuego medio/alto. Añadir las cebollas y cocinar por 3-4 minutos. Agregar el ajo y cocinar 1 minuto más.

Añadir todos los otros ingredientes y hervir. Reducir el fuego al mínimo y tapar. Cocinar por 20-25 minutos.

Remover del fuego y rociar con perejil fresco antes de servir. Servir con vegetales al vapor o arroz.

Información nutricional por porción: Kcal: 236, Proteínas: 20g, Carbohidratos: 6.3g, Grasas: 14.5g

13.   Palta Grillada en Salsa de Curry

Ingredientes:

1 palta grande, en trozos

¼ taza de agua

1 cucharada de curry, molido

2 cucharadas de aceite de oliva

1 cucharadita de salsa de soja

1 cucharadita de perejil fresco, picado

¼ cucharadita de copos de pimienta roja

¼ cucharadita de sal marina

Preparación:

Pelar la palta y cortarla por la mitad. Remover el carozo y trozar. Dejar a un lado.

Calentar el aceite de oliva en una cacerola a fuego medio/alto.

En un tazón pequeño, combinar el curry, salsa de soja, perejil, pimienta roja y sal marina. Añadir agua y cocinar por 5 minutos, revolviendo ocasionalmente.

Agregar la palta trozada, revolver y cocinar por 3 minutos más. Apagar el fuego y tapar. Dejar reposar por 15-20 minutos antes de servir.

Información nutricional por porción: Kcal: 338, Proteínas: 2.5g, Carbohidratos: 10.8g, Grasas: 34.1g

14.   Ensalada Verde y Porotos

Ingredientes:

1 taza de frijoles verdes cocidos

½ taza de porotos

¼ taza de maíz dulce

1 cebolla pequeña, sin piel

1 taza de lechuga, en trozos

1 pimiento verde, en trozos

5 cucharadas de jugo de naranja

1 cucharada de aceite de oliva

½ cucharadita de sal

Preparación:

Lavar los frijoles y trozarlos. Ponerlos en una olla de agua hirviendo y cocinar por 15 minutos. Remover del fuego y colar. Dejar a un lado.

Remojar los porotos por la noche. Lavar y colar. Poner en una olla de agua hirviendo y cocinar por 20 minutos.

Remover del fuego y colar. Dejar a un lado.

Lavar el pimiento verde y cortarlo por la mitad. Remover las semillas y trozar. Dejar a un lado.

Lavar la lechuga bajo agua fría y trozarla. Poner en un tazón de ensalada grande. Añadir la cebolla, frijoles verdes, porotos, maíz y pimienta.

En un tazón pequeño, combinar el jugo de naranja, aceite y sal. Revolver y rociar sobre la ensalada. Sacudir para combinar y servir inmediatamente.

Puede agregar gajos de naranja.

Información nutricional por porción: Kcal: 303, Proteínas: 13.4g, Carbohidratos: 48.4g, Grasas: 8.1g

15. Gachas de Calabaza

Ingredientes:

1 taza de calabaza, en trozos

1 taza de rúcula fresca, en trozos

3 cucharadas de almendras, en trozos

1 cucharadita de romero seco, picado

½ cucharadita de tomillo seco, molido

1 cucharada de aceite de oliva

Preparación:

Precalentar el horno a 350°.

Pelar la calabaza y cortarla por la mitad. Remover las semillas y un gajo grande. Cortar en trozos y llenar un vaso medidor. Refrigerar el resto de la calabaza envuelta en papel film.

Engrasar una fuente de hornear grande con aceite de oliva. Esparcir la calabaza y rociar con romero y tomillo. Hornear por 30 minutos. Remover del horno y dejar reposar.

Mientras tanto, combinar todos los otros ingredientes en un tazón. Añadir la calabaza horneada y rociar con más aceite de oliva. Revolver y servir.

Información nutricional por porción: Kcal: 317, Proteínas: 7.1g, Carbohidratos: 25.5g, Grasas: 24g

16.   Quínoa con Avellanas

Ingredientes:

1 taza de quínoa, cocida

3 cucharadas de avellanas, tostadas

1 taza de champiñones, en rodajas

¼ taza de ciruelas, en trozos

½ taza de perejil fresco, picado

1 cebolla pequeña, sin piel y en trozos

2 dientes de ajo, aplastados

¼ cucharadita de sal

4 cucharadas de aceite de oliva

Preparación:

Combinar 3 cucharadas de aceite de oliva, perejil y avellanas en una procesadora. Pulsar por 30 segundos y dejar a un lado.

Calentar el aceite restante en una sartén grande. Añadir la cebolla y ajo. Revolver y freír por varios minutos, hasta que dore.

Agregar la quínoa cocida, champiñones, y mezclar bien. Cocinar por 5 minutos más, hasta que el agua evapore.

Mezclar bien y servir caliente.

Información nutricional por porción: Kcal: 453, Proteínas: 10.4g, Carbohidratos: 50.4g, Grasas: 25.2g

17. Batido de Chile

Ingredientes:

2 pimientos rojos grandes, en trozos

1 tomate mediano, en trozos

1 taza de brócoli fresco, en trozos

1 taza de Yogurt griego

½ cucharadita de orégano seco, molido

½ cucharadita de sal

¼ cucharadita de ají picante, molido

1 cucharada de jugo de limón fresco

Preparación:

Lavar los pimientos y cortarlos por la mitad. Remover las semillas y trozar en piezas pequeñas. Dejar a un lado.

Lavar el tomate y pelarlo. Trozar y dejar a un lado.

Lavar el brócoli y cortar en piezas pequeñas. Dejar a un lado.

Combinar los pimientos, tomate, brócoli, yogurt, orégano, sal y jugo de limón en una procesadora. Pulsar hasta que esté suave y transferir a vasos.

Refrigerar por 15 minutos antes de servir.

Información nutricional por porción: Kcal: 143, Proteínas: 13.2g, Carbohidratos: 18.9g, Grasas: 2.7g

18.   Rollos de Limón

Ingredientes:

1 taza de arroz basmati

2 tomates cherry, picados

¼ taza de pimiento rojo, picado

1 cucharada de pasta de tomate

2 cucharadas de jugo de lima recién exprimido

1 puñado de verdes de ensalada, hojas enteras

1 cucharada de aceite de oliva

½ cucharadita de sal

¼ cucharadita de pimienta negra molida

Preparación:

Lavar los verdes de ensalada bajo agua fría y colar. Hervirlos por 2 minutos. Remover del juego y colar. Dejar a un lado.

Lavar los tomates y pimientos. Cortar los tomates en cubos y dejar a un lado. Cortar el pimiento por la mitad y remover las semillas. Trozar y dejar a un lado.

Combinar el arroz, tomates, pimientos, pasta de tomate y jugo de lima. Rociar con sal y pimienta y revolver.

Esparcir los verdes de ensalada en una superficie limpia y usar 1 cucharada de la mezcla para cada rollo. Enrollar y asegurar las puntas.

Precalentar el aceite en una olla profunda a fuego medio/alto. Poner los rollos y añadir ½ taza de agua. Tapar y cocinar por 30 minutos.

Información nutricional por porción: Kcal: 447, Proteínas: 9.3g, Carbohidratos: 84.9g, Grasas: 8.3g

19. Sopa de Espinaca y Ternera

Ingredientes:

1 libra de filete de ternera, en trozos pequeños

1 libra de espinaca fresca, en trozos

3 huevos grandes, batidos

4 tazas de caldo vegetal

1 cebolla pequeña, picada

2 dientes de ajo

3 cucharadas de aceite de oliva extra virgen

1 cucharadita de sal

Preparación:

Lavar la carne bajo agua fría y secar con papel de cocina. Trozar y poner en un tazón mediano. Rociar con sal y pimienta y mezclar con sus manos. Dejar a un lado.

Lavar la espinaca y colar. Trozar y dejar a un lado.

Precalentar el aceite en una sartén grande a fuego medio/alto. Añadir la carne y cocinar por 5 minutos, revolviendo ocasionalmente. Agregar el ajo y cebollas y revolver. Cocinar 3-4 minutos más.

Añadir el caldo vegetal y espinaca. Hervir y agregar los huevos, batiendo. Reducir el fuego al mínimo y cocinar por 1 hora. Remover del fuego y servir inmediatamente.

Información nutricional por porción: Kcal: 333, Proteínas: 34.4g, Carbohidratos: 6g, Grasas: 19.1g

20. Crema Congelada de Frambuesas

Ingredientes:

1 taza de crema de almendra

1 taza de frambuesas frescas

¼ taza de leche descremada

1 cucharada de extracto de cereza

2 cucharadas de miel, cruda

Preparación:

Lavar las frambuesas usando un colador grande. Colar y dejar a un lado.

Combinar los ingredientes en un tazón grande. Batir con tenedor. Poner en recipientes a elección y llevar al congelador por 30 minutos. Decorar con almendras o añadir una cucharadita de jugo de limón.

Información nutricional por porción: Kcal: 265, Proteínas: 9.4g, Carbohidratos: 61.4g, Grasas: 0.1g

21.   Puré de Brócoli y Coliflor

Ingredientes:

2 tazas de brócoli fresco, en trozos

2 tazas de coliflor fresco, en trozos

½ taza de leche descremada

½ cucharadita de sal

½ cucharadita de Sazón italiano

¼ cucharadita de comino, molido

1 cucharada de perejil fresco, picado

1 cucharada de aceite de oliva

1 cucharadita de menta seca, molida

Preparación:

Lavar y trozar la coliflor. Poner en una olla profunda y agregar una pizca de sal. Cocinar por 15-20 minutos. Colar y transferir a una procesadora. Dejar a un lado.

Lavar el brócoli y trozarlos. Añadirlo a la procesadora junto con la leche, sal, sazón italiana, comino, perejil y menta.

Agregar aceite de oliva gradualmente hasta que se haga puré.

Servir con zanahorias y apio frescos.

Información nutricional por porción: Kcal: 266, Proteínas: 12.3g, Carbohidratos: 25.5g, Grasas: 15.1g

22.   Ensalada de Vegetales y Dziugas

Ingredientes:

1 taza de tomates cherry

½ taza de Queso Dziugas, en rodajas

½ taza de espinaca de cordero

1 naranja pequeña

1 cucharada de Queso parmesano

1 cucharadita de jugo de limón fresco

Preparación:

Lavar los tomates y cortarlos por la mitad. Dejar a un lado.

Lavar la espinaca bajo agua fría y trozarla. Dejar a un lado.

Pelar la naranja y dividir en gajos. Cortar cada gajo por la mitad y dejar a un lado.

Combinar los tomates, espinaca y naranja. Cubrir con queso y rociar con jugo de limón antes de servir.

Información nutricional por porción: Kcal: 210, Proteínas: 13.7g, Carbohidratos: 11.3g, Grasas: 12.9g

23.   Huevos Escalfados con Espinaca

Ingredientes:

4 huevos grandes, batidos

1 taza de espinaca fresca, en trozos

½ taza de Yogurt griego

2 dientes de ajo, picados

1 cebolla pequeña, picada

1 cucharada de aceite de oliva

1 cucharadita de sal

¼ cucharadita de pimienta negra molida

Preparación:

Lavar la espinaca bajo agua fría. Colar y trozar.

Pelar la cebolla y ajo. Picarlos y dejar a un lado.

Poner la espinaca en una olla profunda. Añadir 2 tazas de agua y rociar con sal. Hervir y cocinar 3 minutos más. Remover del fuego y colar bien. Dejar a un lado.

Precalentar el aceite en una sartén grande a fuego medio/alto. Añadir las cebollas y ajo. Freír por 2 minutos. Romper los huevos y añadirlos a la sartén. No revolver. Cocinar por 4-5 minutos, hasta que las claras espesen. Rociar con sal y pimienta a gusto, y remover del fuego.

Servir con yogurt.

Información nutricional por porción: Kcal: 263, Proteínas: 18.7g, Carbohidratos: 7.8g, Grasas: 18.1g

24. Wok Vegano de Vegetales

Ingredientes:

1 pimiento rojo mediano, en tiras

1 pimiento verde mediano, en tiras

7-8 piezas de maíz bebé

½ taza de champiñones, en lata

1 taza de coliflor, en trozos pequeños

1 zanahoria mediana, sin piel and en tiras

1 cucharadita de salsa de ostras

1 cucharada de aceite de oliva

1 cucharadita de sal marina

Preparación:

Lavar y preparar los vegetales. Dejar a un lado.

En un wok grande, calentar el aceite de oliva a fuego medio/alto. Añadir las zanahorias y coliflor. Cocinar por 8-10 minutos.

Agregar los pimientos rojos y verdes, maíz, champiñones y salsa de ostras. Cocinar otros 5-7 minutos.

Puede servir los vegetales con arroz, pasta o papas hervidas.

Información nutricional por porción: Kcal: 388, Proteínas: 13.6g, Carbohidratos: 76.7g, Grasas: 9.1g

25.   Parfait de Arándanos

Ingredientes:

2 tazas de leche descremada

2 cucharadas de crema baja en grasas

1 huevo grande

2 claras de huevo

1 cucharada de miel

½ taza de arándanos frescos

½ cucharadita de extracto de vainilla

Preparación:

Calentar la leche a fuego mínimo. Añadir la crema y revolver constantemente. No deje que hierva. Remover del fuego y dejar a un lado. Dejar enfriar completamente.

Usando una batidora de mano, añadir el huevo, claras de huevo, miel y arándanos. Verter el Parfait en vasos altos y cubrir con arándanos frescos.

Congelar por la noche antes de servir.

Información nutricional por porción: Kcal: 206, Proteínas: 15.2g, Carbohidratos: 26.8g, Grasas: 3.4g

26.   Sopa de Porotos y Tomate

Ingredientes:

2 libras de tomates medianos, en puré

1 taza de porotos, pre-cocidos

1 cebolla pequeña, en cubos

2 dientes de ajo, aplastados

1 taza de crema pesada

1 taza de caldo vegetal

2 cucharadas de perejil fresco, picado

¼ cucharadita de pimienta negra molida

2 cucharadas de aceite de oliva extra virgen

1 cucharadita de orégano seco, molido

½ cucharadita de sal

¼ cucharadita de ají picante, molido

Preparación:

Remojar los porotos por la noche. Lavar y colar bien, y

poner en una olla profunda. Añadir 4 tazas de agua y hervir. Cocinar por 30 minutos y remover del fuego. Colar y dejar a un lado.

Lavar los tomates y trozarlos. Transferir a una procesadora y añadir sal y orégano. Pulsar hasta que esté cremoso y dejar a un lado.

Precalentar el aceite en una cacerola grande a fuego medio/alto. Añadir las cebollas y ajo y cocinar por 5 minutos. Agregar los porotos, tomates y caldo. Revolver y hervir. Reducir el fuego al mínimo y rociar con chile. Cocinar por 35-40 minutos. Añadir la crema pesada y cocinar 2 minutos más, revolviendo constantemente.

Remover del fuego y rociar con perejil antes de servir.

Información nutricional por porción: Kcal: 358, Proteínas: 13g, Carbohidratos: 42.8g, Grasas: 15.2g

27.   Ensalada de Frijoles Blancos y Pimientos

Ingredientes:

1 taza de frijoles blancos, pre-cocidos

1 pimiento rojo, en trozos pequeños

1 cucharadita de perejil fresco, picado

1 cucharada de aceite de oliva

1 cucharada de jugo de limón recién exprimido

½ cucharadita de menta seca, molida

½ cucharadita de sal marina

Preparación:

Remojar los frijoles por la noche. Lavar bien y colar. Poner en una olla profunda y añadir 3 tazas de agua. Hervir y cocinar por 20 minutos. Remover del fuego, colar y dejar a un lado.

Lavar el pimiento y cortarlo por la mitad. Remover las semillas y trozar. Dejar a un lado.

En un tazón de ensalada grande, combinar los frijoles, pimiento y perejil fresco. Rociar con aceite de oliva y jugo de limón.

Rociar con sal y menta a gusto antes de servir.

Información nutricional por porción: Kcal: 418, Proteínas: 24.3g, Carbohidratos: 65.6g, Grasas: 8.1g

28. Batido de Espinaca y Lima

Ingredientes:

2 tazas de espinaca fresca, en trozos

1 lima mediana, sin piel

¼ cucharadita de jengibre, molido

2 cucharadas de almendras

1 taza de leche descremada

Preparación:

Lavar la espinaca bajo agua fría. Colar y trozar. Poner en una olla de agua hirviendo. Rociar con sal y cocinar por 2 minutos. Remover del fuego, colar y dejar a un lado.

Pelar la lima y cortarla por la mitad. Dejar a un lado.

Combinar la espinaca, lima, jengibre y leche en una licuadora. Procesar hasta que esté cremoso. Transferir a vasos y cubrir con almendras.

Añadir cubos de hielo y servir inmediatamente.

Información nutricional por porción: Kcal: 97, Proteínas: 6.4g, Carbohidratos: 12.1g, Grasas: 3.2g

29. Camarones Grillados al Limón

Ingredientes:

1 libra de camarones frescos, limpios

1 cucharada de romero fresco, para servir

4 cucharadas aceite de oliva extra virgen

1 cucharadita de polvo de ajo

2 cucharadas de jugo de limón recién exprimido

½ cucharadita de sal

½ cucharadita de pimienta negra molida fresca

½ cucharadita de tomillo seco, molido

½ cucharadita de orégano seco, molido

1 limón orgánico, en gajos, para servir

Preparación:

Combinar el aceite de oliva, ajo, jugo de limón, sal, pimienta, tomillo y orégano en un tazón mediano. Poner los camarones en el tazón y cubrir. Dejar reposar por 1 hora.

Precalentar el grill a temperatura media/alta. Cepillar el grill con aceite.

Insertar 2 a 3 camarones por pincho, cepillar con la marinada y grillar por 3 minutos. Rotar y cocinar 3 minutos más. Transferir a una bandeja.

Servir caliente con gajos de limón y rociar con perejil picado.

Información nutricional por porción: Kcal: 532, Proteínas: 52.4g, Carbohidratos: 8.7g, Grasas: 32.4 g

30. Ensalada de Champiñones y Arroz

Ingredientes:

½ taza de arroz de grano largo

1 taza de champiñones frescos, en trozos

½ taza de brócoli fresco, en trozos

1 cucharada de aceite de oliva

2 cucharadas de aceite vegetal

1 cucharada de romero seco, picado

1 cucharadita de jugo de lima recién exprimido

½ cucharadita de sal

¼ cucharadita de pimienta negra molida fresca

Preparación:

Lavar el arroz y ponerlo en una cacerola con 1 taza de agua. Revolver y hervir. Tapar y cocinar por 15 minutos a fuego mínimo. Remover del fuego y dejar enfriar.

Lavar y cortar los champiñones en trozos.

Calentar el aceite en una cacerola grande a fuego medio/alto. Añadir los champiñones y revolver. Cocinar por 2 minutos y agregar el brócoli. Cocinar 5 minutos más, hasta que el agua evapore. Remover de la cacerola. Añadir sal y mezclar con el arroz.

Sazonar con romero, pimienta y jugo de lima. Servir caliente.

Información nutricional por porción: Kcal: 372, Proteínas: 5.2g, Carbohidratos: 41.3g, Grasas: 21.4g

31.   Pavo al Queso

Ingredientes:

1 libra de pechugas de pavo, sin hueso ni piel

½ taza de queso cheddar, rallado

1 taza de rúcula fresca, en trozos

1 tomate grande, picado

½ taza de champiñones, en rodajas

1 calabacín pequeño, en trozos

1 cucharadita de sal

¼ cucharadita de pimienta roja molida

2 cucharadas de aceite de oliva

Preparación:

Lavar y secar la carne con papel de cocina. Trozar y dejar a un lado.

Lavar la rúcula bajo agua fría y trozarla. Dejar a un lado.

Pelar y trozar el calabacín en piezas pequeñas. Dejar a un lado.

Precalentar el aceite en una sartén a fuego medio/alto. Añadir los trozos de pavo y cocinar por 5 minutos. Agregar los champiñones y calabacín, y rociar con sal y pimienta a gusto. Cocinar 7 minutos más, revolviendo ocasionalmente. Remover del fuego y dejar a un lado.

En un tazón de ensalada grande, combinar el tomate y rúcula. Agregar la mezcla de pavo. Cubrir con queso y servir.

Información nutricional por porción: Kcal: 338, Proteínas: 32.2g, Carbohidratos: 11.7g, Grasas: 18.4g

32.   Atún Marinado

Ingredientes:

2 libras de filetes de atún, sin hueso

¼ taza de cilantro fresco, en trozos

2 dientes de ajo, molidos

2 cucharadas de jugo de limón

1 taza aceite de oliva

½ cucharadita de pimentón ahumado

½ cucharadita de comino, molido

½ cucharadita de ají picante, molido

½ cucharadita de sal

¼ cucharadita de pimienta negra molida

Preparación:

Añadir el cilantro, pimentón, ajo, comino, chile y jugo de limón a una procesadora, y pulsar. Añadir el aceite gradualmente, mezclando sin parar.

Transferir la mezcla a un tazón, añadir el pescado y sacudir para cubrir. Tapar y dejar reposar por 2 horas.

Remover el pescado de la marinada y precalentar el grill. Cepillar el grill con aceite, poner el pescado, y cocinar por 3-4 minutos de cada lado.

Remover el pescado del grill, transferir a un plato y servir con gajos de limón o vegetales.

Información nutricional por porción: Kcal: 514, Proteínas: 68.1g, Carbohidratos: 1.1g, Grasas: 24.9g

33. Avena con Kiwi y Banana

Ingredientes:

2 kiwis grandes, sin piel

1 banana grande

1 taza de copos de avena

1 taza de leche

1 cucharada de semillas de chía

1/4 taza de pasas de uva

1 cucharada de miel, cruda

1 cucharada de almendras, en trozos

Preparación:

Pelar los kiwis y banana. Cortar en rodajas finas y dejar a un lado.

Calentar la leche en una olla profunda a fuego medio/alto, sin hervir. Remover del fuego y agregar los copos de avena. Revolver y dejar reposar por 15 minutos.

Añadir las pasas de uva, miel y semillas de chía. Cubrir con kiwi y banana, y rociar con almendras.

Servir inmediatamente.

Información nutricional por porción: Kcal: 487, Proteínas: 14.7g, Carbohidratos: 88.6g, Grasas: 10.7g

34.   Estofado de Ternera

Ingredientes:

2 libras de ternera, en trozos pequeños

¾ taza de vino tinto

1 cucharada de aceite vegetal

6 onzas de pasta de tomate

2 zanahorias medianas, en tiras

1 tomate grande, en trozos

1 cebolla grande, en trozos

1 taza de champiñones

¼ cucharadas de sal

2 ½ tazas caldo de carne

1 cucharadita de tomillo seco

3 dientes de ajo picados

1 hoja de laurel

Preparación:

Lavar la carne bajo agua fría y secar con papel de cocina. Trozar y dejar a un lado.

Precalentar el aceite en una sartén grande a fuego medio/alto. Añadir los trozos de carne y cocinar por 8-10 minutos. Remover del fuego y transferir la carne a una olla profunda. Reservar la sartén.

Agregar las cebollas a la sartén y cocinar por 3-4 minutos. Añadir el vino y la pasta de tomate. Cocinar 3 minutos más y remover del fuego. Verter esta mezcla en la olla con carne. Agregar los ingredientes restantes y tapar. Hervir y reducir el fuego al mínimo. Cocinar por 1 hora.

Remover del fuego y servir caliente.

Información nutricional por porción: Kcal: 373, Proteínas: 41.3g, Carbohidratos: 13.1g, Grasas: 14.5g

35.   Salmón con Marinada de Yogurt

Ingredientes:

1 libra de salmón fresco, en trozos pequeños

1 taza de crema agria

1 taza de Yogurt griego

3 dientes de ajo, aplastados

2 huevos grandes

½ cucharadita de sal marina

1 cucharada de perejil seco

2 cucharadas de aceite de oliva extra virgen

Preparación:

Precalentar el horno a 350°.

Combinar la crema agria, yogurt griego, huevos, ajo, sal y perejil seco en un tazón. Poner el salmón en la marinada, tapar y dejar reposar por 1 hora.

Transferir el salmón a una fuente de hornear pequeña. Llevar al horno por 30 minutos.

Remover del fuego y rociar con la marinada restante.

Servir el salmón con espárragos al vapor o papa hervida con espinaca.

Información nutricional por porción: Kcal: 410, Proteínas: 32.2g, Carbohidratos: 5.5g, Grasas: 29.6g

36.   Cazuela de Pollo y Arroz

Ingredientes:

1 libra de cuartos traseros de pollo

1 taza de arroz negro

3 tazas de caldo de pollo

1 cebolla pequeña, en trozos

1 zanahoria grande, en trozos

½ taza de alcachofa, cocida

½ taza de frijoles verdes, cocidos y colados

½ cucharadita de sal

¼ cucharadita de pimienta negra molida

Preparación:

Precalentar el horno a 250°.

Combinar el pollo y cebollas en una sartén, y cocinar a fuego medio/alto hasta que el pollo esté listo. Esto debería tomar 20-30 minutos. Remover del fuego y colar, pero mantener el líquido. Dejar la carne a un lado.

Poner las cebollas en un tazón grande y añadir el arroz negro, vegetales, sal y pimienta. Añadir el caldo de pollo y mezclar.

Poner la mezcla en una cazuela con tapa.

Hornear, tapado, por 30 minutos, revolviendo varias veces mientras se cocina.

Destapar la cazuela y añadir el pollo.

Continuar horneando por 5 minutos más.

Información nutricional por porción: Kcal: 387, Proteínas: 27.3g, Carbohidratos: 43g, Grasas: 12.4g

37.   Sopa de Brócoli y Gorgonzola

Ingredientes:

10 onzas de Queso gorgonzola, en trozos

1 taza de brócoli, picado

1 cucharada de aceite de oliva

½ taza de leche entera

½ taza de caldo vegetal

1 cucharada de perejil, picado

½ cucharadita de sal

¼ cucharadita de pimienta negra molida

Preparación:

Lavar el brócoli bajo agua fría. Colar y trozar. Dejar a un lado.

Engrasar el fondo de una olla profunda con aceite de oliva. Añadir los ingredientes y 3 tazas de agua. Mezclar hasta que esté bien combinado.

Tapar y cocinar por 2 horas al mínimo.

Remover del fuego y rociar con perejil fresco para más sabor.

Información nutricional por porción: Kcal: 208, Proteínas: 11.8g, Carbohidratos: 7.6g, Grasas: 15.8g

38.   Paella Vegetariana

Ingredientes:

½ taza de frijoles verdes frescos

2 zanahorias pequeñas, picadas

1 taza de tomates asados

1 taza de calabacín, picado

½ taza de raíz de apio, picado

8 hilos de azafrán

1 cucharada de cúrcuma, molida

1 cucharadita de sal

½ cucharadita de pimienta negra molida fresca

2 taza de caldo vegetal

1 taza de arroz de grano largo

Preparación:

Combinar todos los ingredientes, excepto el arroz, en una olla profunda. Revolver y tapar. Hervir y reducir el fuego al mínimo. Cocinar por 3 horas.

Añadir el arroz y tapar nuevamente. Cocinar por 15-20 minutos más. Remover del fuego.

Rociar con perejil fresco y servir caliente.

Información nutricional por porción: Kcal: 235, Proteínas: 7.9g, Carbohidratos: 47g, Grasas: 1.4g

39.   Batido de Batata y Kéfir

Ingredientes:

1 batata mediana, en trozos

2 zanahorias medianas, en trozos

1 taza de kéfir, bajo en grasa

½ cucharadita de jengibre, molido

¼ cucharadita de sal

2 cucharadas de jugo de naranja, recién exprimido

Preparación:

Pelar la batata y trozarla. Poner en una olla de agua hirviendo y rociar con sal. Cocinar por 10 minutos, remover del fuego y colar. Dejar a un lado.

Pelar y lavar las zanahorias. Cortar en rodajas finas y dejar a un lado.

Combinar las batatas, zanahorias, kéfir, jengibre y jugo de naranja en una procesadora. Pulsar hasta que esté suave y transferir a vasos.

Refrigerar por 10-15 minutos. Decorar con menta fresca antes de servir.

Información nutricional por porción: Kcal: 172, Proteínas: 8.8g, Carbohidratos: 32.2g, Grasas: 1.2g

40.   Acelga Asada

Ingredientes:

1 libra de Acelga, en trozos (mantener ramas)

2 papas pequeñas, sin piel y en trozos pequeños

3 cucharadas de aceite de oliva extra virgen

1 cebolla pequeña, en trozos

2 dientes de ajo, picados

1 cucharadita de sal

¼ cucharadita de pimienta negra molida

Preparación:

Lavar la acelga bajo agua fría. Romper con las manos y dejar a un lado.

Poner la acelga en una olla profunda. Añadir agua hasta cubrir y hervir. Cocinar por 3 minutos. Colar y dejar a un lado.

Precalentar el aceite en una sartén grande a fuego medio/alto. Añadir las cebollas y ajo, y cocinar por 3-4 minutos. Agregar las papas y 1 taza de agua. Hervir y reducir el fuego al mínimo. Cocinar por 15 minutos. Añadir la acelga y rociar con más sal y pimienta. Cocinar 2 minutos más y remover del fuego.

Servir inmediatamente.

Información nutricional por porción: Kcal: 390, Proteínas: 8.3g, Carbohidratos: 46.4g, Grasas: 21.9g

41.   Estofado de Pescados Mixtos

Ingredientes:

2 libras de pescados y mariscos variados

4 cucharadas de aceite de oliva extra virgen

2 cebollas grandes, sin piel y en trozos pequeños

2 zanahorias grandes, ralladas

Un puñado de perejil fresco, picado

3 dientes de ajo, aplastados

3 tazas de agua

1 cucharadita de sal marina

Preparación:

Precalentar el aceite en una sartén grande a fuego medio/alto. Añadir las cebollas y ajo, y cocinar por 3-4 minutos.

Agregar la mezcla de pescados y agua. Hervir y reducir el fuego al mínimo. Añadir las zanahorias y perejil, y sazonar con sal. Revolver y cocinar por 30 minutos.

Rociar con algunas gotas de jugo de limón antes de servir.

Información nutricional por porción: Kcal: 504, Proteínas: 37.2g, Carbohidratos: 8.1g, Grasas: 35.5g

42.   Ensalada Fría de Coliflor

Ingredientes:

1 libra de floretes de coliflor

1 libra de brócoli fresco

4 dientes de ajo, aplastados

¼ taza de aceite de oliva extra virgen

1 cucharadita de sal

1 cucharada de romero seco, aplastado

Preparación:

Lavar la coliflor y brócoli. Trozar y poner en una olla profunda. Añadir aceite de oliva y una taza de agua. Sazonar con sal, ajo y romero. Hervir y reducir el fuego al mínimo. Cocinar por 30 minutos y remover del fuego.

Dejar enfriar antes de servir.

Información nutricional por porción: Kcal: 182, Proteínas: 5.7g, Carbohidratos: 15.1g, Grasas: 13.2g

43.   Paltas Rellenas

Ingredientes:

2 paltas medianas maduras, por la mitad

6 huevos grandes

1 tomate mediano, picado

3 cucharadas de aceite de oliva

2 cucharadas de perejil fresco, picado

4 cucharadas de Yogurt griego

1 cucharada de romero fresco, picado

½ cucharadita de sal

¼ cucharadita de pimienta negra molida

Preparación:

Precalentar el horno a 350°. Engrasar una fuente de hornear pequeña con aceite y dejar a un lado.

Cortar la palta por la mitad y remover la pulpa del centro. Dejar a un lado.

En un tazón mediano, batir los huevos, tomates, perejil romero, sal y pimienta. Verter la mezcla en las mitades de palta.

Poner las paltas en la fuente de hornear. Poner en el horno por 15-20 minutos.

Remover del fuego y cubrir con yogurt. Servir.

Información nutricional por porción: Kcal: 421, Proteínas: 13g, Carbohidratos: 11.7g, Grasas: 38g

44.   Tostadas Mexicanas

Ingredientes:

1 libra de filetes de pollo, en trozos pequeños

1 taza de tomates cherry, por la mitad

1 pimiento rojo grande, en trozos

½ taza de maíz dulce, cocido

2 cucharadas de jugo de limón fresco

1 cucharadita de polvo de ajo

1 cucharadita de orégano seco, molido

3 cucharadas de aceite de oliva

¼ cucharadita de ají picante, molido

½ cucharadita de sal

¼ cucharadita de pimienta negra molida

4 tortillas

Preparación:

Lavar la carne bajo agua fría y secar con papel de cocina.

Trozar y dejar a un lado.

Lavar el pimiento y cortarlo por la mitad. Remover las semillas y cortar en piezas pequeñas. Dejar a un lado.

Lavar los tomates y cortarlos por la mitad. Dejar a un lado.

Combinar los pimientos, tomates y maíz. Rociar con jugo de limón, polvo de ajo y sal. Sacudir para combinar y dejar a un lado.

Precalentar el aceite en una sartén grande a fuego medio/alto. Añadir los trozos de pollo y rociar con orégano, ajo, chile, sal y pimienta. Cocinar por 10 minutos. Remover del fuego y dejar a un lado.

Verter la mezcla de vegetales y pollo a cada tortilla. Enrollar y asegurar con un palillo de madera.

Servir inmediatamente.

Información nutricional por porción: Kcal: 399, Proteínas: 35.8g, Carbohidratos: 19.5g, Grasas: 20.1g

45.   Gachas de Quínoa y Manzana

Ingredientes:

1 taza de quínoa

2 tazas de agua

1 manzana verde grande, en trozos pequeños

¼ cucharadita de canela

1 cucharada de menta fresca, en trozos

1 cucharada de frutos secos, en trozos

1 cucharada de miel

Preparación:

Lavar la manzana y cortarla por la mitad. Remover el centro y trozar. Dejar a un lado.

Poner la quínoa en una olla profunda. Añadir agua y hervir. Reducir el fuego al mínimo y cocinar por 15 minutos. Remover del fuego y espumar con un tenedor. Dejar reposar 10 minutos.

Añadir la canela y miel. Cubrir con trozos de manzana y rociar con nueces y menta.

Información nutricional por porción: Kcal: 398, Proteínas: 13.1g, Carbohidratos: 71.5g, Grasas: 7.6g

46.   Estofado de Berenjena y Tomate

Ingredientes:

2 berenjenas medianas, en rodajas

1 cebolla mediana, sin piel y en trozos

2 tomates medianos, en trozos

1 tallo de apio mediano, en trozos

2 onzas de alcaparras

 2 cucharadas de aceite de oliva extra virgen

1 cucharada de vinagre balsámico

½ cucharadita de albahaca seca, molida

1 cucharadita de sal

Preparación:

Lavar las berenjenas y trozarlas en piezas pequeñas. Rociar con sal y dejar reposar por 30 minutos.

Pelar la cebolla y picarla. Dejar a un lado.

Lavar los tomates y trozarlos. Dejar a un lado.

Lavar el apio y trozar. Dejar a un lado.

Precalentar el aceite en una sartén grande a fuego medio/alto. Añadir las cebollas y cocinar por 3-4 minutos. Agregar la berenjena y cocinar 5 minutos más, revolviendo ocasionalmente. Añadir los tomates, apio, vinagre, alcaparras y albahaca. Revolver y agregar 2 tazas de agua.

Hervir y reducir el fuego al mínimo. Tapar y cocinar por 2 horas. Remover del fuego y servir caliente.

Información nutricional por porción: Kcal: 193, Proteínas: 4.7g, Carbohidratos: 25.9g, Grasas: 10.3g

47.   Ensalada de Frutilla y Naranja

Ingredientes:

1 taza de frutillas frescas, en trozos

1 naranja mediana, en trozos

½ taza de arándanos agrios frescos

1 taza de Lechuga romana, en trozos

3 cucharadas de jugo de limón recién exprimido

¼ cucharadita de canela, molida

1 cucharada de miel, cruda

Preparación:

Lavar las frutillas y trozarlas. Dejar a un lado.

Poner los arándanos agrios en un colador y lava bajo agua fría. Colar y dejar a un lado.

Lavar la lechuga y trozarla. Dejar a un lado.

Pelar la naranja y dividir en gajos. Cortar cada gajo por la mitad y dejar a un lado.

En un tazón pequeño, combinar el jugo de limón, canela y miel. Revolver y dejar a un lado.

Combinar las frutillas, arándanos agrios y lechuga en un tazón de ensalada. Rociar con el aderezo preparado y servir inmediatamente.

Información nutricional por porción: Kcal: 221, Proteínas: 2.9g, Carbohidratos: 51.8g, Grasas: 1.1g

48.   Huevos Revueltos con Brócoli

Ingredientes:

1 taza de brócoli fresco, en trozos

1 cebolla pequeña, picada

¼ taza de chalotes, picados

5 huevos grandes, batidos

2 cucharadas de leche descremada

1 cucharada de aceite de oliva

1 cucharadita de sal

¼ cucharadita de Sazón italiano

Preparación:

Lavar le brócoli bajo agua fría. Colar y trozar. Dejar a un lado.

En un tazón mediano, batir los huevos, leche, sal y sazón italiana.

Precalentar el aceite en una sartén grande a fuego medio/alto. Añadir las cebollas y cocinar por 3-4 minutos.

Agregar el brócoli y cocinar 5 minutos más. Verter la mezcla de huevo y continuar cocinando 2-3 minutos. Rociar con chalotes. Cocinar 3 minutos más y remover del fuego.

Servir inmediatamente.

Información nutricional por porción: Kcal: 290, Proteínas: 18.4g, Carbohidratos: 11.4g, Grasas: 19.8g

49.   Salmón Cocido con Espinaca

Ingredientes:

1 libra de filetes de salmón, sin hueso

1 libra de espinaca fresca, en trozos

4 cucharadas de aceite de oliva

2 dientes de ajo, picados

2 cucharadas de jugo de limón

1 cucharada de romero fresco, en trozos

1 cucharadita de sal marina

¼ cucharadita de pimienta negra molida

Preparación:

Lavar el salmón bajo agua fría y secar con papel de cocina. Dejar a un lado.

Lavar la espinaca y cortarla. Dejar a un lado.

Engrasar el fondo de una olla profunda con 2 cucharadas de aceite de oliva. Poner los filetes de salmón y sazonar con romero, sal y pimienta. Rociar con jugo de limón, añadir ½ taza de agua y tapar. Hervir y reducir el fuego al mínimo. Cocinar por 30-40 minutos y remover del fuego. Dejar a un lado.

Mientras tanto, precalentar el aceite en una sartén grande a fuego medio/alto. Añadir el ajo y freír por 3 minutos. Agregar la espinaca y 1 taza de agua. Hervir y cocinar por 5 minutos. Remover del fuego.

Servir el salmón con la espinaca.

Información nutricional por porción: Kcal: 432, Proteínas: 44.9g, Carbohidratos: 2.1g, Grasas: 28.3g

50.   Sopa de Okra

Ingredientes:

1 taza de okra, en trozos

3.5 onzas de zanahorias, picadas

3.5 onzas de raíz de apio, picado

Un puñado de frijoles verdes, remojados

2 cucharadas de manteca

2 cucharadas de perejil fresco, picado

1 yema de huevo

2 cucharadas de queso kaymak

¼ taza de jugo de limón recién exprimido

1 hoja de laurel

1 cucharadita de sal

½ cucharadita de pimienta negra molida

4 tazas de caldo de carne

1 taza de agua

Preparación:

Lavar y preparar los vegetales.

Derretir la manteca en una olla profunda a fuego medio/alto. Añadir la okra trozada, zanahorias y apio. Cocinar por 5 minutos, revolviendo ocasionalmente. Rociar con sal y pimienta a gusto.

Agregar el caldo, agua y frijoles. Hervir y reducir el fuego al mínimo. Cocinar por 25-30 minutos, y añadir el queso, jugo de limón, hoja de laurel y yema de huevo. Cocinar por 5 minutos más y remover del fuego.

Servir caliente.

Información nutricional por porción: Kcal: 166, Proteínas: 7.7g, Carbohidratos: 11g, Grasas: 10.1g

51.   Pavo con Pimientos Verdes

Ingredientes:

1 libra pechugas de pavo, sin piel ni hueso

4 pimientos verdes, grandes, picados

2 papas grandes, sin piel y en trozos pequeños

2 zanahorias pequeñas, en rodajas

2 ½ tazas de caldo de pollo

1 tomate grande, en trozos

3 cucharadas de aceite de oliva

1 cucharada de pimienta cayena

1 cucharadita de ají picante, molido

1 cucharadita de sal

Preparación:

Lavar las pechugas de pavo bajo agua fría y secar con papel de cocina. Dejar a un lado.

Lavar los pimientos y cortarlos por la mitad. Remover las semillas y trozar. Dejar a un lado.

Pelar las papas y trozar. Dejar a un lado.

Lavar el tomate y trozarlo. Dejar a un lado.

Precalentar el aceite en una sartén grande a fuego medio/ato. Añadir la carne y cocinar por 4-5 minutos de cada lado. Agregar los pimientos, tomate, zanahoria y papas. Revolver y cocinar por 2 minutos. Añadir el caldo, hervir y reducir el fuego al mínimo. Rociar con sal, pimienta cayena y chile. Revolver y cocinar por 45 minutos. Remover del fuego.

Rociar con perejil fresco antes de servir.

Información nutricional por porción: Kcal: 325, Proteínas: 11.5g, Carbohidratos: 44.5g, Grasas: 12.8g

52.   Ragú de Cordero

Ingredientes:

1 libra chuletas de cordero, de 1 pulgada

1 taza de frijoles verdes, lavados

4 zanahorias medianas, sin piel y en trozos pequeños

3 cebollas pequeñas, sin piel y en trozos pequeños

1 papa grande, sin piel y en trozos pequeños

1 tomate grande, sin piel y en trozos

3 cucharadas de aceite de oliva

1 cucharada de pimienta cayena

1 cucharadita de sal

½ cucharadita de pimienta negra molida fresca

Preparación:

Lavar las chuletas de cordero y secar con papel de cocina. Trozar y dejar a un lado.

Lavar y pelar las zanahorias, papa, tomate y cebolla. Cortar la zanahoria en rodajas finas y poner en una olla profunda.

Cortar la papa en trozos pequeños y añadirla a la olla. Pelar la cebolla y picarla.

Precalentar el aceite en una olla profunda a fuego medio/alto. Añadir los trozos de carne y cocinar por 10 minutos, revolviendo ocasionalmente.

Agregar los vegetales y revolver. Rociar con pimienta cayena, sal y pimienta a gusto. Añadir 1 taza de agua y hervir. Reducir el fuego al mínimo y cocinar por 1 hora.

Remover del fuego y servir caliente.

Información nutricional por porción: Kcal: 307, Proteínas: 24.9g, Carbohidratos: 23.3g, Grasas: 13g

53.   Trucha con Espinaca y Papas

Ingredientes:

2 truchas medianas, limpias

1 taza de espinaca fresca, en trozos

2 papas grandes, sin piel y en rodajas

3 dientes de ajo, aplastados

1 taza de aceite de oliva

1 cucharadita de romero seco, picado

2 ramas de hojas de menta frescas, en trozos

1 jugo de limón

1 cucharadita de sal marina

Preparación:

Lavar el pescado bajo agua fría. Secar con papel de cocina y dejar a un lado.

Lavar la espinaca y trozarla. Dejar a un lado.

En un tazón grande, combinar el aceite de oliva, ajo, romero, menta, jugo de limón y sal. Revolver hasta que esté bien incorporado. Poner el pescado en esta marinada y enrollar con papel film. Refrigerar 1 hora antes de grillar.

Mientras tanto, poner la espinaca en una olla de agua hirviendo. Cocinar por 3 minutos y remover del fuego. Colar y dejar a un lado.

Poner las papas en una olla de agua hirviendo y cocinar por 10 minutos. Remover del fuego y colar. Dejar a un lado.

Precalentar el grill a fuego medio/alto. Poner el pescado y grillar por 5-7 minutos de cada lado. Cepillar el pescado con marinada mientras se cocina.

Remover del grill y servir con la espinaca y papas. Rociar con la marinada restante y servir con gajos de limón.

Información nutricional por porción: Kcal: 318, Proteínas: 20.3g, Carbohidratos: 31.9g, Grasas: 12.6g

54.   Frijoles Blancos de Cocción Lenta

Ingredientes:

1 libra de frijoles blancos

4 fetas de tocino

1 cebolla grande, picada

1 ají picante pequeño, picado

2 cucharadas de harina común

2 cucharadas de manteca

1 cucharada de pimienta cayena

3 hojas de laurel, secas

1 cucharadita de sal

½ cucharadita de pimienta negra molida fresca

Preparación:

Derretir 2 cucharadas de manteca en una olla a presión. Añadir la cebolla y revolver. Agregar el tocino, frijoles, ají picante, hojas de laurel, sal y pimienta. Añadir 2 cucharadas de harina y 3 tazas de agua.

Asegurar la tapa y cocinar por 8-9 horas al mínimo, o 5 horas al máximo.

Información nutricional por porción: Kcal: 210, Proteínas: 4g, Carbohidratos: 24g, Grasas: 12g

55. Hummus de Remolacha

Ingredientes:

1 taza de remolachas, recortadas y en rodajas finas

2 tazas de garbanzos, pre-cocidos

2 dientes de ajo, aplastados

1 cucharada de tahini

4 cucharadas de aceite de oliva

3 cucharadas de jugo de limón recién exprimido

½ cucharadita de sal

¼ cucharadita de pimienta negra molida

Preparación:

Lavar las remolachas y recortar las partes verdes. Trozar en rodajas finas y dejar a un lado.

Remojar los garbanzos por la noche, o al menos 4 horas. Cocinar los garbanzos hasta que ablanden. Remover del fuego y colar bien. Dejar a un lado.

Precalentar 1 cucharada de aceite de oliva en una cacerola

grande a fuego medio/alto. Añadir el ajo y freír por 2 minutos. Agregar las remolachas y cocinar 4-5 minutos más. Remover del fuego y dejar a un lado.

Combinar los garbanzos, remolacha, tahini y jugo de limón en una licuadora. Rociar con sal y pimienta y añadir el aceite gradualmente mientras se combina. Pulsar hasta que esté cremoso. Si el hummus está muy espeso, añadir agua.

Servir con zanahorias frescas, pepino o apio.

Información nutricional por porción: Kcal: 354, Proteínas: 13.9g, Carbohidratos: 44.3g, Grasas: 14.8g

JUGOS

1. Batido de Camu Camu (6 personas)

Ingredientes:

- 3 cucharadas de polvo de camu camu o 1 taza de camu camu en cubos

- 1 taza de agua

- 2 tazas de papaya trozada

- 2 tazas de frutillas

- 1/2 taza de cubos de hielo

- 2 cucharadas de miel natural

Procedimiento: En una licuadora, mezclar el camu camu, frutillas y hielo. Agregar la miel y mezclar. Servir en 4 vasos. Puede acompañarlo con panqueques de avena para hacer la combinación perfecta.

Factores Nutricionales: Energía 100 kcal, grasas totales 0 g, colesterol 0 mg, carbohidratos 22 g y fibra 3 g.

2.   Batido Tropical (4 personas)

Ingredientes:

- 3 tazas de papaya trozada

- 1 taza de mango trozado

- 1 taza de frutillas trozadas

- 2 tazas de yogurt natural

- 1 ½ tazas de ananá trozado

- 1 taza de cubos de hielo

- 2 cucharadas de polvo de linaza

Procedimiento: En una licuadora mezclar todos los ingredientes hasta obtener una mezcla cremosa. Si es muy denso, puede agregar media taza de agua. Servir inmediatamente.

Factores Nutricionales: Energía 194 kcal, grasas totales 4 g, colesterol 7 mg, carbohidratos 35 g y fibra 5 g.

3. Delicia de Remolacha (2 personas)

Ingredientes:

- 1 taza de manzanas en cubos sin piel

- 1/2 taza de remolacha en cubos

- 4 zanahorias sin piel trozadas

- 1 taza de té verde

- 2 cucharadas de miel natural

Procedimiento: Rallar las zanahorias, remolacha y manzanas. En una licuadora, mezclar los ingredientes. Añadir miel para hacerlo dulce. Servir en vasos altos.

Factores Nutricionales: Energía 252 kcal, grasas totales 10 g, colesterol 8 mg, carbohidratos 44 g y fibra 5 g.

4.   Jugo Energético (4 personas)

Ingredientes:

- 1 taza de yogurt natural

- 1 banana

- 1 taza de jugo de naranja

- 8 frutillas

Procedimiento: Cortar las hojas de las frutillas y lavarlas. En una licuadora, mezclar todos los ingredientes hasta obtener una mezcla cremosa. Servir y disfrutar.

Factores Nutricionales: Energía 213 kcal, grasas totales 0 g, colesterol 0 mg, carbohidratos 38 g y fibra 3 g.

5.   Extracto de Zanahorias (2 personas)

Ingredientes:

- 8 zanahorias sin piel

- 2 cucharadas de polvo de jengibre

- 1 cucharada de polvo de linaza

- 1 taza de agua

Procedimiento: Rallar las zanahorias. En una licuadora, mezclar las zanahorias, jengibre, linaza y agua. Agregar miel si es necesario. Servir en vasos altos. Este jugo es genial para tomar en la mañana o tarde, y puede ser acompañado por un omelette.

Factores Nutricionales: Energía 221 kcal, grasas totales 8 g, colesterol 11 mg, carbohidratos 64 g y fibra 5 g.

6.   Impulso de Vitamina C (3 personas)

Ingredientes:

- 1/2 banana

- 1/2 taza de frutillas

- 1/2 taza de jugo de naranja

- 2 hojas de menta

- 1 taza de té verde

Procedimiento: En una licuadora, mezclar todos los ingredientes hasta obtener una mezcla cremosa. Si es muy espesa, puede agregar media taza de agua. Servir inmediatamente.

Factores Nutricionales: Energía 232 kcal, grasas totales 10 g, colesterol 19 mg, carbohidratos 46 g y fibra 4 g.

7.   Coco-limón (5 personas)

Ingredientes:

- 3/4 taza de jugo de limón

- 4 cucharadas de miel natural

- 1 taza de crema de coco

- 6 cubos de hielo

- 1/2 taza de coco en rodajas

- 1 limón rallado

Procedimiento: En una licuadora mezclar 1 litro de agua, jugo de limón, miel, crema de coco y hielo. Servir y decorar con el coco y limón rallado.

Factores Nutricionales: Energía 234 kcal, grasas totales 9 g, colesterol 16 mg, carbohidratos 54 g y fibra 4 g.

8.   Delicia de Mango (4 personas)

Ingredientes:

- 2 tazas de frutillas en rodajas

- 2 bananas en rodajas

- 1 mango en cubos

- 1 taza de yogurt natural

- 1 cucharadas de miel natural

- 1 taza de cubos de hielo

Procedimiento: En una licuadora mezclar las frutillas, banana y mango. Agregar el yogurt gradualmente hasta obtener una mezcla cremosa. Verter media o una taza de agua si es necesario. Añadir los cubos de hielo y mezclar nuevamente. Servir inmediatamente.

Factores Nutricionales: Energía 256 kcal, grasas totales 4 g, colesterol 8 mg, carbohidratos 68 g y fibra 4 g.

9. Batido de Avena y Sésamo (2 personas)

Ingredientes:

- 1 taza de leche de almendra

- 1 cucharada de germen de trigo

- 2 cucharadas de avena tostada

- 1 cucharada de semillas de sésamo tostadas

- 1 cucharada de almendras

- 2 cucharada de miel natural

Procedimiento: En una licuadora, verter el vado de leche de almendra, y luego agregar el germen de trigo, avena, semillas de sésamo y almendras. Aderezar con miel. Servir inmediatamente.

Factores Nutricionales: Energía 259 kcal, grasas totales 9 g, colesterol 14 mg, carbohidratos 32 g y fibra 7 g.

10. Jugo Rápido de Remolacha (1 persona)

Ingredientes:

- 1 remolacha

- 1 zanahoria

- 1 vaso de agua

Procedimiento: Pelar, cortar y poner la remolacha en una licuadora. Cortar la zanahoria en cubos y agregar. Añadir 1 vaso de agua y batir hasta obtener una mezcla cremosa.

Factores Nutricionales: Energía 254 kcal, grasas totales 0 g, colesterol 0 mg, carbohidratos 56 g y fibra 6 g.

11. Mezcla de Arándanos Agrios (1 persona)

Ingredientes:

- 1 taza de jugo de arándanos orgánico (250 ml)

- 1/2 taza de agua

- 1 cucharada de aceite de oliva

- 2 cucharadas de miel natural

Procedimiento: Tomar todos los ingredientes y ponerlos en la licuadora. Mezclar hasta obtener una mezcla consistente. Esta combinación de ingredientes es fuerte, y debería ser consumida en la mañana.

Factores Nutricionales: Energía 198 kcal, grasas totales 1 g, colesterol 1 mg, carbohidratos 43 g y fibra 4 g.

12.   Jugo de Perejil Ácido (2 personas)

Ingredientes:

- 1 taza de perejil fresco

- 1 manzana verde

- jugo de ½ limón

- 1/2 cucharada de jengibre rallado

- 1 taza de agua

Procedimiento: Picar el perejil y manzana. Introducir en la licuadora y mezclar. Colar el jugo. Servir inmediatamente. Beber antes del desayuno.

Factores Nutricionales: Energía 222 kcal, grasas totales 4 g, colesterol 0 mg, carbohidratos 57 g y fibra 5 g.

13.   Jugo de Lechuga e Hinojo (2 personas)

Ingredientes:

- 9 hojas de lechuga (evitar la variedad iceberg ya que no tiene tantos nutrientes)

- 1 rodaja de hinojo fresco (5 cm)

- 1 cucharada de miel natural

- 1/2 taza de agua

Procedimiento: Lavar y limpiar las hojas de lechuga, y luego picarlas. Poner todos los ingredientes en una licuadora y mezclar. Colar el jugo y servir en vasos altos.

Factores Nutricionales: Energía 176 kcal, grasas totales 0 g, colesterol 0 mg, carbohidratos 57 g y fibra 4 g.

14.   Batido de Perejil (2 personas)

Ingredientes:

- 1/2 pepino

- 100 gr de perejil

- 1/2 leche sin lactosa

- 1/2 taza de agua

- 2 cucharadas de miel natural

Procedimiento: Lavar el pepino y perejil. Cortar el pepino en rodajas y picar el perejil. Poner todo en una licuadora y mezclar. Colar y servir inmediatamente.

Factores Nutricionales: Energía 176 kcal, grasas totales 6 g, colesterol 7 mg, carbohidratos 35 g y fibra 2 g.

15. Jugo Refrescante (2 personas)

Ingredientes:

- 250 g de frutillas

- 2 rodajas de ananá

- 1 taza de agua

Procedimiento: Lavar las frutillas y remover las hojas verdes. Cortar las rodajas de ananá por la mitad y remover la piel. Trozar las frutillas y ananá en piezas pequeñas. Poner todo en una licuadora y mezclar hasta obtener una mezcla cremosa. Colar y servir.

Factores Nutricionales: Energía 189 kcal, grasas totales 0 g, colesterol 0 mg, carbohidratos 22 g y fibra 2 g.

16.   Jugo de Uva (2 personas)

Ingredientes:

- 250 g de uvas rojas

- 1 taza de agua

- 1/2 cucharada de menta

- 2 cucharadas de miel

Procedimiento: Lavar las uvas. Pelar y cortar por la mitad para remover las semillas. Poner todo en una licuadora y mezclar. Servir inmediatamente.

Factores Nutricionales: Energía 165 kcal, grasas totales 0 g, colesterol 0 mg, carbohidratos 36 g y fibra 4 g.

17. Refrescante de Mañana (2 personas)

Ingredientes:

- 4 tazas de sandía fresca en cubos

- 4 cucharadas de jugo de limón

- 1/2 taza de agua

- 2 cucharadas de miel

Procedimiento: Mezclar todo en una licuadora hasta obtener una consistencia cremosa. Aderezar con miel y mezclar nuevamente. Servir en vasos altos.

Factores Nutricionales: Energía 175 kcal, grasas totales 0 g, colesterol 0 mg, carbohidratos 28 g y fibra 3 g.

18.   Jugo de Rábano y Apio (2 personas)

Ingredientes:

- 3 tazas de rábanos

- 3 tallos de apio

- 1 taza de agua

Procedimiento: Lavar los rábanos y apio. Pelar y cortar en rodajas finas. Picar el apio. Añadir agua y licuar. Colar y servir inmediatamente.

Factores Nutricionales: Energía 176 kcal, grasas totales 0 g, colesterol 0 mg, carbohidratos 31 g y fibra 2 g.

19.   Delicia de Espárragos (2 personas)

Ingredientes:

- 2 espárragos

- 1 manzana

- 1 brócoli hervido

- 2 zanahorias

- 1 taza de agua

- 2 cucharadas de miel natural

Procedimiento: Mezclar todo en una licuadora y añadir agua progresivamente de acuerdo a la consistencia. Una vez que tenga una mezcla cremosa, colar. Servir y disfrutar.

Factores Nutricionales: Energía 258 kcal, grasas totales 3 g, colesterol 3 mg, carbohidratos 43 g y fibra 6 g.

20. Jugo de Açai y Cerezas (2 personas)

Ingredientes:

- 1/2 taza de jugo de naranja

- 1 banana en rodajas

- 1 mango en rodajas

- 1 taza de pulpa de açai

- 1 taza de agua

- 2 cucharadas de miel natural

Procedimiento: Mezclar todo en una licuadora y agregar agua progresivamente de acuerdo a la consistencia que desee. Una vez que tenga una mezcla cremosa, servir y disfrutar.

Factores Nutricionales: Energía 276 kcal, grasas totales 10 g, colesterol 9 mg, carbohidratos 64 g y fibra 5 g.

21. Mezcla de Calabaza y Coco (2 personas)

Ingredientes:

- 1 vaso de agua

- 1 vaso de jugo de coco

- 1/2 taza de calabaza cocida

- 1 cucharada de miel

Procedimiento: En una licuadora, mezclar el coco, agua y calabaza por unos minutos, hasta obtener una consistencia cremosa. Verter el jugo en vasos altos y agregar miel. Mezclar y servir.

Factores Nutricionales: Energía 198 kcal, grasas totales 2 g, colesterol 6 mg, carbohidratos 66 g y fibra 4 g.

22.   Batido de Arándanos (2 personas)

Ingredientes:

- 1/4 taza de leche sin lactosa

- 3/4 taza de yogurt natural

- 1 taza de arándanos

- 1 cucharada de polvo de linaza

Procedimiento: Lavar los arándanos. Mezclar todo en una licuadora hasta obtener una consistencia cremosa. Agregar agua progresivamente si quiere una mezcla más líquida. Servir inmediatamente.

Factores Nutricionales: Energía 198 kcal, grasas totales 11 g, colesterol 21 mg, carbohidratos 54 g y fibra 2 g.

23.   Batido de Leche y Naranja (2 personas)

Ingredientes:

- 1 taza de jugo de naranja

- 1/2 taza de agua

- 1/2 cucharada de esencia de vainilla

- 1/2 taza de leche sin lactosa

- 2 cucharadas de miel

- 5 cubos de hielo

Procedimiento: Mezclar todo en una licuadora hasta obtener una consistencia cremosa. Agregar agua progresivamente si lo quiere más líquido. Servir en vasos largos.

Factores Nutricionales: Energía 212 kcal, grasas totales 3 g, colesterol 6 mg, carbohidratos 48 g y fibra 2 g.

24. Batido de Popeye (2 personas)

Ingredientes:

- 1 ½ taza de té verde

- 1 taza de espinaca

- 1/2 taza de agua

- 1 manzana

- 1 pera

- 1 cucharada de miel

- 1 cucharada de lima

Procedimiento: Lavar la espinaca, manzana y pera. Pelar y trozar. Mezclar todo en una licuadora hasta obtener una consistencia cremosa. Agregar agua progresivamente si quiere una mezcla más líquida. Servir y disfrutar.

Factores Nutricionales: Energía 232 kcal, grasas totales 3 g, colesterol 4 mg, carbohidratos 46 g y fibra 4 g.

25. Impulsador de Zanahoria (2 personas)

Ingredientes:

- 1 taza de ananá en cubos

- 1 taza de zanahorias ralladas

- 1/2 taza de frutillas

- 1 taza de agua

- jugo de 2 naranjas

Procedimiento: Mezclar todo en una licuadora hasta obtener una consistencia cremosa. Agregar agua progresivamente si quiere una mezcla más líquida. Servir y disfrutar.

Factores Nutricionales: Energía 178 kcal, grasas totales 6 g, colesterol 6 mg, carbohidratos 54 g y fibra 4 g.

26.   Batido Fortalecedor de Banana (2 personas)

Ingredientes:

- 3/4 taza de leche

- 1/4 taza de granola

- 1 banana

- 1 taza de cubos de hielo

- 2 cucharadas de polvo de linaza

Procedimiento: Mezclar todo en una licuadora hasta obtener una consistencia cremosa. Agregar agua progresivamente si quiere una mezcla más líquida. Servir inmediatamente.

Factores Nutricionales: Energía 276 kcal, grasas totales 7 g, colesterol 7 mg, carbohidratos 32 g y fibra 7 g.

27. Mezcla de Espinaca (2 personas)

Ingredientes:

- 1 banana

- 1/2 taza de espinaca picada

- 1 cucharada de mantequilla de maní

- 1 ½ taza de leche sin lactosa

- 1 cucharada de polvo de linaza

- 1 cucharada de semillas de sésamo

Procedimiento: Mezclar todo en una licuadora hasta obtener una consistencia cremosa. Agregar agua progresivamente si quiere una mezcla más líquida. Servir en vasos largos. Decorar con semillas de sésamo y disfrutar.

Factores Nutricionales: Energía 230 kcal, grasas totales 9 g, colesterol 9 mg, carbohidratos 23 g y fibra 7 g.

28.   Jugo Poderoso de Col Rizada (2 personas)

Ingredientes:

- 1 taza de col rizada fresca

- 1 taza de leche de almendra

- 1 taza de arándanos

- 1/2 banana

- 1 cucharada de manteca de almendra

- 2 cucharada de avena instantánea

Procedimiento: Mezclar todo en una licuadora hasta obtener una consistencia cremosa. Agregar agua progresivamente si quiere una mezcla más líquida. Servir inmediatamente.

Factores Nutricionales: Energía 256 kcal, grasas totales 9 g, colesterol 8 mg, carbohidratos 25 g y fibra 12 g.

29. Mezcla de Almendra y Maní (2 personas)

Ingredientes:

- 2 tazas de agua de coco

- 6 almendras

- 1 cucharada de esencia de vainilla

- 1 cucharada de canela

- 1 taza de manzana trozada

- 1/2 taza de maní

Procedimiento: Mezclar todo en una licuadora hasta obtener una consistencia cremosa. Agregar agua progresivamente si quiere una mezcla más líquida. Servir en vasos altos.

Factores Nutricionales: Energía 218 kcal, grasas totales 6 g, colesterol 5 mg, carbohidratos 46 g y fibra 4 g.

30.   Impulsador de Arándanos (2 personas)

Ingredientes:

- 1 banana

- 1 taza de arándanos

- 1/3 taza de avena instantánea

- 1 taza de leche sin lactosa

Procedimiento: Poner la banana y arándanos en la nevera por 10 minutos. Mezclar todo en una licuadora hasta obtener una consistencia cremosa. Agregar agua progresivamente si quiere una mezcla más líquida. Servir inmediatamente.

Factores Nutricionales: Energía 214 kcal, grasas totales 4 g, colesterol 0 mg, carbohidratos 64 g y fibra 4 g.

31.   Delicia de Frutilla (2 personas)

Ingredientes:

- 1/2 taza de frambuesas

- 1 taza de frutillas

- 1 taza de mango

- 1 taza de agua

- 2 cucharadas de miel

Procedimiento: Poner las frutas en la nevera por 10 minutos. Mezclar todo en una licuadora hasta obtener una consistencia cremosa. Agregar agua progresivamente si quiere una mezcla más líquida. Servir y disfrutar.

Factores Nutricionales: Energía 214 kcal, grasas totales 5 g, colesterol 0 mg, carbohidratos 48 g y fibra 4 g.

32.   Delicia de Arándanos (2 personas)

Ingredientes:

- 1 taza de frambuesas

- 1 taza de arándanos

- 1 taza de frutillas

- 1/2 taza de yogurt natural

- 1/2 taza de té verde

Procedimiento: Mezclar todo en una licuadora hasta obtener una consistencia cremosa. Agregar agua progresivamente si quiere una mezcla más líquida. Servir en vasos altos.

Factores Nutricionales: Energía 198 kcal, grasas totales 4 g, colesterol 5 mg, carbohidratos 38 g y fibra 4 g.

33.   Mezcla de Kiwi y Frutilla (2 personas)

Ingredientes:

- 2 kiwis trozados

- 1/2 taza de duraznos trozados

- 1 ½ taza de frutillas

- 1 taza de agua

- 2 cucharadas de miel

Procedimiento: Mezclar todo en una licuadora hasta obtener una consistencia cremosa. Agregar agua progresivamente si quiere una mezcla más líquida. Servir inmediatamente.

Factores Nutricionales: Energía 213 kcal, grasas totales 2 g, colesterol 0 mg, carbohidratos 45 g y fibra 5 g.

34. Jugo de Frutilla y Ananá (2 personas)

Ingredientes:

- 1/2 taza de ananá trozado

- 1 banana

- 1/2 taza de mango en rodajas

- 1 taza de frutillas

- 1 taza de leche sin lactosa

Procedimiento: Mezclar todo en una licuadora hasta obtener una consistencia cremosa. Agregar agua progresivamente si quiere una mezcla más líquida. Servir y disfrutar.

Factores Nutricionales: Energía 215 kcal, grasas totales 3 g, colesterol 6 mg, carbohidratos 53 g y fibra 5 g.

35.   Delicia Surtida (2 personas)

Ingredientes:

- 1 kiwi trozado

- 1 ½ tazas de sandía en cubos

- 1 ½ tazas de uvas rojas

- 1 taza de leche sin lactosa

- 1 cucharada de esencia de vainilla

- 1 cucharada de miel

Procedimiento: Pelar las uvas y cortarlas por la mitad. Remover las semillas. Mezclar todo en una licuadora hasta obtener una consistencia cremosa. Agregar agua progresivamente si quiere una mezcla más líquida. Servir inmediatamente.

Factores Nutricionales: Energía 245 kcal, grasas totales 6 g, colesterol 7 mg, carbohidratos 48 g y fibra 5 g.

36. Espinaca Azul (2 personas)

Ingredientes:

- 1 taza de arándanos

- 1 taza de duraznos

- 1 taza de espinaca picada

- 1/2 taza de yogurt natural

- 1/2 taza de té verde

Procedimiento: Poner todo en una licuadora hasta obtener una consistencia homogénea. Agregar agua progresivamente si quiere una mezcla más líquida. Servir en vasos altos.

Factores Nutricionales: Energía 238 kcal, grasas totales 3 g, colesterol 7 mg, carbohidratos 54 g y fibra 5 g.

37.   Batido de Frutilla (2 personas)

Ingredientes:

- 1/2 taza de avena instantánea

- 1 taza de banana

- 14 frutillas congeladas

- 1 taza de leche sin lactosa

- 2 cucharadas de miel

- 1 cucharada de esencia de vainilla

Procedimiento: Mezclar todo en una licuadora hasta obtener una consistencia cremosa. Agregar agua progresivamente si quiere una mezcla más líquida. Servir en vasos altos.

Factores Nutricionales: Energía 267 kcal, grasas totales 5 g, colesterol 9 mg, carbohidratos 58 g y fibra 6 g.

38.   Delicado Verde (2 personas)

Ingredientes:

- 1/2 taza de agua

- 1 cucharada de jugo de lima

- 2 kiwis trozados

- 1 pera trozada

- 2 cucharadas de miel

- 1/2 taza de cubos de hielo

Procedimiento: Mezclar todo en una licuadora hasta obtener una consistencia cremosa. Agregar agua progresivamente si quiere una mezcla más líquida. Servir inmediatamente.

Factores Nutricionales: Energía 221 kcal, grasas totales 2 g, colesterol 0 mg, carbohidratos 64 g y fibra 5 g.

39. Delicia de Mango (2 personas)

Ingredientes:

- 2 mangos en rodajas

- 1 taza de yogurt natural

- 1 taza de agua

- 1 banana

- 2 cucharadas de jugo de limón

- 1 cucharada de esencia de vainilla

Procedimiento: Mezclar todo en una licuadora hasta obtener una consistencia cremosa. Agregar agua progresivamente si quiere una mezcla más líquida. Servir y disfrutar.

Factores Nutricionales: Energía 198 kcal, grasas totales 3 g, colesterol 7 mg, carbohidratos 46 g y fibra 4 g.

40.   Batido de Ananá (2 personas)

Ingredientes:

- 2 tazas de ananá trozado

- 1 banana en cubos

- 1/2 taza de yogurt natural

- 1/2 taza de agua

- 1/2 taza de cubos de hielo

- 2 cucharadas de miel natural

Procedimiento: Mezclar todo en una licuadora hasta obtener una consistencia cremosa. Agregar agua progresivamente si quiere una mezcla más líquida. Servir inmediatamente.

Factores Nutricionales: Energía 236 kcal, grasas totales 3 g, colesterol 7 mg, carbohidratos 58 g y fibra 6 g.

41.   Batido de Arándanos Agrios (2 personas)

Ingredientes:

- 1 taza de yogurt natural

- 1/2 taza de arándanos agrios

- 1 taza de bananas en rodajas

- 2 naranjas en cubos

- 1/2 taza de agua

- 3 cucharadas de miel

Procedimiento: Mezclar todo en una licuadora hasta obtener una consistencia cremosa. Agregar agua progresivamente si quiere una mezcla más líquida. Servir inmediatamente.

Factores Nutricionales: Energía 232 kcal, grasas totales 3 g, colesterol 7 mg, carbohidratos 62 g y fibra 6 g.

42.   Mezcla de Frutos Rojos (2 personas)

Ingredientes:

- 2 tazas de frutillas

- 1/2 taza de moras

- 1/2 taza de arándanos

- 1 taza de damasco trozado

- 1 taza de agua

- 3 cucharadas de miel

Procedimiento: Poner todas las frutas en la nevera por 10 minutos. Mezclar todo en una licuadora hasta obtener una consistencia cremosa. Agregar agua progresivamente si quiere una mezcla más líquida. Servir en vasos altos.

Factores Nutricionales: Energía 222 kcal, grasas totales 2 g, colesterol 0 mg, carbohidratos 58 g y fibra 6 g.

43. Jugo de Frambuesa y Menta (2 personas)

Ingredientes:

- 2 tazas de frambuesas en cubos

- 1 taza de agua

- 1 taza de leche sin lactosa

- 1 taza de mango trozado

- 1/2 taza de hojas de menta picadas

- 1 cucharada de jugo de limón

- una pizca de sal

- 1/2 taza de cubos de hielo

Procedimiento: Poner las frutas en la nevera por 10 minutos. Mezclar todo en una licuadora hasta obtener una consistencia cremosa. Agregar agua progresivamente si quiere una mezcla más líquida. Servir inmediatamente.

Factores Nutricionales: Energía 243 kcal, grasas totales 3 g, colesterol 7 mg, carbohidratos 54 g y fibra 7 g.

44. Jugo de Almendra y Sésamo (2 personas)

Ingredientes:

- 1/2 taza de maní

- 1/2 taza de cerezas

- 1 banana

- 1 cucharada de semillas de sésamo

- 1 taza de leche de almendra

- 1 cucharada de almendras ralladas

Procedimiento: Mezclar todo en una licuadora hasta obtener una consistencia cremosa. Agregar agua progresivamente si quiere una mezcla más líquida. Servir y disfrutar.

Factores Nutricionales: Energía 256 kcal, grasas totales 5 g, colesterol 8 mg, carbohidratos 72 g y fibra 7 g.

45.   Jugo de Frutilla y Chía (2 personas)

Ingredientes:

- 1 cucharada de semillas de chía

- 1 banana

- 1 ½ taza de frutillas cortadas en cubos

- 1 taza de leche

- 1/2 taza de cubos de hielo

Procedimiento: Mezclar todo en una licuadora hasta obtener una consistencia cremosa. Agregar agua progresivamente si quiere una mezcla más líquida. Servir y disfrutar.

Factores Nutricionales: Energía 246 kcal, grasas totales 3 g, colesterol 8 mg, carbohidratos 76 g y fibra 8 g.

OTROS TITULOS DE ESTE AUTOR

70 Recetas De Comidas Efectivas Para Prevenir Y Resolver Sus Problemas De Sobrepeso: Queme Calorías Rápido Usando Dietas Apropiadas y Nutrición Inteligente

Por

Joe Correa CSN

48 Recetas De Comidas Para Eliminar El Acné: ¡El Camino Rápido y Natural Para Reparar Sus Problemas de Acné En 10 Días O Menos!

Por

Joe Correa CSN

41 Recetas De Comidas Para Prevenir el Alzheimer: ¡Reduzca El Riesgo de Contraer La Enfermedad de Alzheimer De Forma Natural!

Por

Joe Correa CSN

70 Recetas De Comidas Efectivas Para El Cáncer De Mama: Prevenga Y Combata El Cáncer De Mama Con una Nutrición Inteligente y Alimentos Poderosos

Por

Joe Correa CSN

www.ingramcontent.com/pod-product-compliance
Lightning Source LLC
Chambersburg PA
CBHW050726030426
42336CB00012B/1429